U0307878

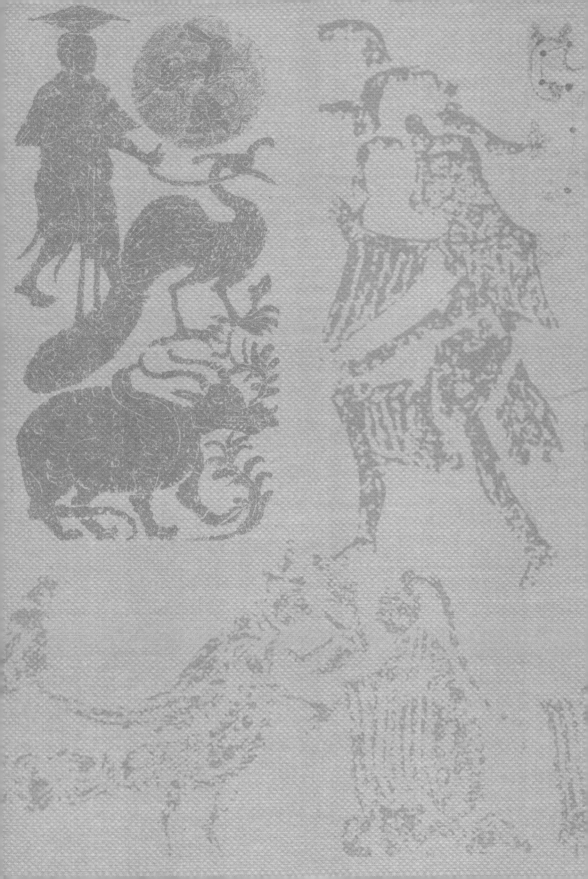

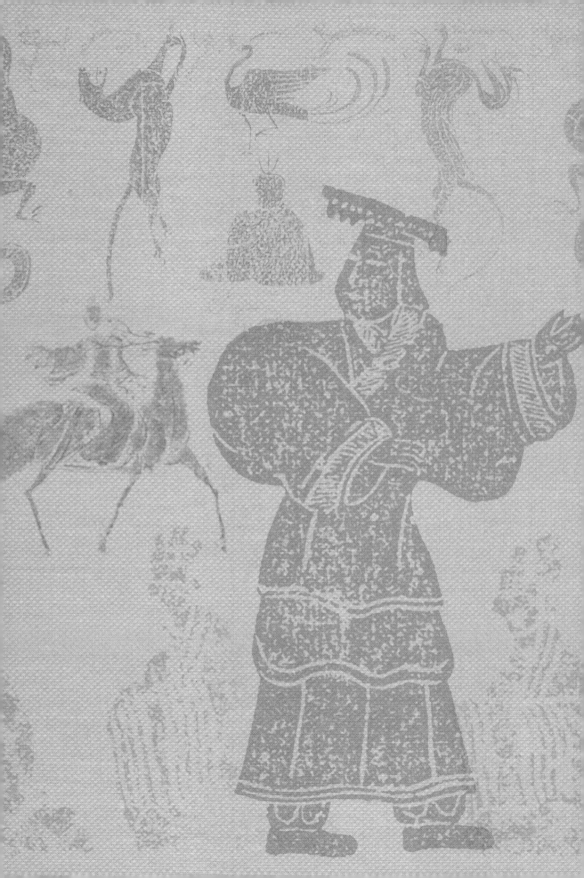

中国古医籍整理丛书

易 氏 医 按

明·易大艮　著

张　强　校注

中国中医药出版社

·北 京·

图书在版编目（CIP）数据

易氏医按／（明）易大艮著；张强校注 . —北京：中国中医药出版社，2015.12（2025.5 重印）

（中国古医籍整理丛书）

ISBN 978 - 7 - 5132 - 3031 - 5

Ⅰ. ①易… Ⅱ. ①易… ②张… Ⅲ. ①医案 - 汇编 - 中国 - 明代 Ⅳ. ①R249.48

中国版本图书馆 CIP 数据核字（2015）第 310976 号

中 国 中 医 药 出 版 社 出 版

北京经济技术开发区科创十三街 31 号院二区 8 号楼

邮政编码 100176

传真 010 64405721

北京盛通印刷股份有限公司印刷

各地新华书店经销

*

开本 710×1000 1/16 印张 4.5 字数 20 千字

2015 年 12 月第 1 版 2025 年 5 月第 4 次印刷

书 号 ISBN 978 - 7 - 5132 - 3031 - 5

*

定价 15.00 元

网址 www.cptcm.com

如有印装质量问题请与本社出版部调换

版权专有 侵权必究

服务热线 010 64405510

购书热线 010 89535836

微信服务号 zgzyycbs

书店网址 csln. net/qksd/

官方微博 http://e. weibo. com/cptcm

淘宝天猫网址 http://zgzyycbs. tmall. com

国家中医药管理局
中医药古籍保护与利用能力建设项目
组织工作委员会

主 任 委 员 王国强

副 主 任 委 员 王志勇　李大宁

执 行 主 任 委 员 曹洪欣　苏钢强　王国辰　欧阳兵

执行副主任委员 李　昱　武　东　李秀明　张成博

委　　　　员

各省市项目组分管领导和主要专家

　　（山东省）武继彪　欧阳兵　张成博　贾青顺

　　（江苏省）吴勉华　周仲瑛　段金廒　胡　烈

　　（上海市）张怀琼　季　光　严世芸　段逸山

　　（福建省）阮诗玮　陈立典　李灿东　纪立金

　　（浙江省）徐伟伟　范永升　柴可群　盛增秀

　　（陕西省）黄立勋　呼　燕　魏少阳　苏荣彪

　　（河南省）夏祖昌　刘文第　韩新峰　许敬生

　　（辽宁省）杨关林　康廷国　石　岩　李德新

　　（四川省）杨殿兴　梁繁荣　余曙光　张　毅

各项目组负责人

　　王振国（山东省）　　王旭东（江苏省）　　张如青（上海市）

　　李灿东（福建省）　　陈勇毅（浙江省）　　焦振廉（陕西省）

　　蔡永敏（河南省）　　鞠宝兆（辽宁省）　　和中浚（四川省）

项目专家组

顾　问　马继兴　张灿玾　李经纬

组　长　余瀛鳌

成　员　李致忠　钱超尘　段逸山　严世芸　鲁兆麟
　　　　郑金生　林端宜　欧阳兵　高文柱　柳长华
　　　　王振国　王旭东　崔　蒙　严季澜　黄龙祥
　　　　陈勇毅　张志清

项目办公室（组织工作委员会办公室）

主　任　王振国　王思成

副主任　王振宇　刘群峰　陈榕虎　杨振宁　朱毓梅
　　　　刘更生　华中健

成　员　陈丽娜　邱　岳　王　庆　王　鹏　王春燕
　　　　郭瑞华　宋咏梅　周　扬　范　磊　张永泰
　　　　罗海鹰　王　爽　王　捷　贺晓路　熊智波

秘　书　张丰聪

前 言

中医药古籍是传承中华优秀文化的重要载体，也是中医学传承数千年的知识宝库，凝聚着中华民族特有的精神价值、思维方法、生命理论和医疗经验，不仅对于传承中医学术具有重要的历史价值，更是现代中医药科技创新和学术进步的源头和根基。保护和利用好中医药古籍，是弘扬中国优秀传统文化、传承中医学术的必由之路，事关中医药事业发展全局。

1949 年以来，在政府的大力支持和推动下，开展了系统的中医药古籍整理研究。1958 年，国务院科学规划委员会古籍整理出版规划小组在北京成立，负责指导全国的古籍整理出版工作。1982 年，国务院古籍整理出版规划小组召开全国古籍整理出版规划会议，制定了《古籍整理出版规划（1982—1990）》，卫生部先后下达了两批 200 余种中医古籍整理任务，掀起了中医古籍整理研究的新高潮，对中医文化与学术的弘扬、传承和发展，发挥了极其重要的作用，产生了不可估量的深远影响。

2007 年《国务院办公厅关于进一步加强古籍保护工作的意见》明确提出进一步加强古籍整理、出版和研究利用，以及

"保护为主、抢救第一、合理利用、加强管理"的方针。2009年《国务院关于扶持和促进中医药事业发展的若干意见》指出，要"开展中医药古籍普查登记，建立综合信息数据库和珍贵古籍名录，加强整理、出版、研究和利用"。《中医药创新发展规划纲要（2006—2020）》强调继承与创新并重，推动中医药传承与创新发展。

2003~2010年，国家财政多次立项支持中国中医科学院开展针对性中医药古籍抢救保护工作，在中国中医科学院图书馆设立全国唯一的行业古籍保护中心，影印抢救濒危珍本、孤本中医古籍1640余种；整理发布《中国中医古籍总目》；遴选351种孤本收入《中医古籍孤本大全》影印出版；开展了海外中医古籍目录调研和孤本回归工作，收集了11个国家和2个地区137个图书馆的240余种书目，基本摸清流失海外的中医古籍现状，确定国内失传的中医药古籍共有220种，复制出版海外所藏中医药古籍133种。2010年，国家财政部、国家中医药管理局设立"中医药古籍保护与利用能力建设项目"，资助整理400余种中医药古籍，并着眼于加强中医药古籍保护和研究机构建设，培养中医古籍整理研究的后备人才，全面提高中医药古籍保护与利用能力。

在此，国家中医药管理局成立了中医药古籍保护和利用专家组和项目办公室，专家组负责项目指导、咨询、质量把关，项目办公室负责实施过程的统筹协调。专家组成员对古籍整理研究具有丰富的经验，有的专家从事古籍整理研究长达70余年，深知中医药古籍整理研究的重要性、艰巨性与复杂性，履行职责认真务实。专家组从书目确定、版本选择、点校、注释等各方面，为项目实施提供了强有力的专业指导。老一辈专家的学术水平和智慧，是项目成功的重要保证。项目承担单位山东中医药大学、南京中医药大学、上海中医药大学、福建中医药大学、浙江省中医药研究院、陕西省中医药研究院、河南省中医药研究院、辽宁中医药大学、成都中医药大学及所在省市中医药管理部门精心组织，充分发挥区域间互补协作的优势，并得到承担项目出版工作的中国中医药出版社大力配合，全面推进中医药古籍保护与利用网络体系的构建和人才队伍建设，使一批有志于中医学术传承与古籍整理工作的人才凝聚在一起，研究队伍日益壮大，研究水平不断提高。

本着"抢救、保护、发掘、利用"的理念，该项目重点选择近60年未曾出版的重要古医籍，综合考虑所选古籍的保护价值、学术价值和实用价值。400余种中医药古籍涵盖了医经、基础理论、诊法、伤寒金匮、温病、本草、方书、内科、外科、女科、儿科、伤科、眼科、咽喉口齿、针灸推拿、养生、医案医话医论、医史、临证综合等门类，跨越唐、宋、金元、明以迄清末。全部古籍均按照项目办公室组织完成的行业标准《中医古籍整理规范》及《中医药古籍整理细则》进行整理校注，绝大多数中医药古籍是第一次校注出版，一批孤本、稿本、抄本更是首次整理面世。对一些重要学术问题的研究成果，则集中收录于各书的"校注说明"或"校注后记"中。

"既出书又出人"是本项目追求的目标。近年来，中医药古籍整理工作形势严峻，老一辈逐渐退出，新一代普遍存在整理研究古籍的经验不足、专业思想不坚定等问题，使中医古籍整理面临人才流失严重、青黄不接的局面。通过本项目实施，搭建平台，完善机制，培养队伍，提升能力，经过近5年的建设，锻炼了一批优秀人才，老中青三代齐聚一堂，有效地稳定了研究队伍，为中医药古籍整理工作的开展和中医文化与学术的传承提供必备的知识和人才储备。

本项目的实施与《中国古医籍整理丛书》的出版，对于加强中医药古籍文献研究队伍建设、建立古籍研究平台，提高古籍整理水平均具有积极的推动作用，对弘扬我国优秀传统文化，推进中医药继承创新，进一步发挥中医药服务民众的养生保健与防病治病作用将产生深远影响。

第九届、第十届全国人大常委会副委员长许嘉璐先生，国家卫生计生委副主任、国家中医药管理局局长、中华中医药学会会长王国强先生，我国著名医史文献专家、中国中医科学院马继兴先生在百忙之中为丛书作序，我们深表敬意和感谢。

由于参与校注整理工作的人员较多，水平不一，诸多方面尚未臻完善，希望专家、读者不吝赐教。

国家中医药管理局中医药古籍保护与利用能力建设项目办公室
二〇一四年十二月

许 序

"中医"之名立，迄今不逾百年，所以冠以"中"字者，以别于"洋"与"西"也。慎思之，明辨之，斯名之出，无奈耳，或亦时人不甘泯没而特标其犹在之举也。

前此，祖传医术（今世方称为"学"）绵延数千载，救民无数；华夏屡遭时疫，皆仰之以度困厄。中华民族之未如印第安遭染殖民者所携疾病而族灭者，中医之功也。

医兴则国兴，国强则医强。百年运衰，岂但国土肢解，五千年文明亦不得全，非遭泯灭，即蒙冤扭曲。西方医学以其捷便速效，始则为传教之利器，继则以"科学"之冕畅行于中华。中医虽为内外所夹击，斥之为蒙昧，为伪医，然四亿同胞衣食不保，得获西医之益者甚寡，中医犹为人民之所赖。虽然，中国医学日益陵替，乃不可免，势使之然也。呜呼！覆巢之下安有完卵？

嗣后，国家新生，中医旋即得以重振，与西医并举，探寻结合之路。今也，中华诸多文化，自民俗、礼仪、工艺、戏曲、历史、文学，以至伦理、信仰，皆渐复起，中国医学之兴乃属必然。

迄今中医犹为国家医疗系统之辅，城市尤甚。何哉？盖一则西医赖声、光、电技术而于20世纪发展极速，中医则难见其进。二则国人惊羡西医之"立竿见影"，遂以为其事事胜于中医。然西医已自觉将入绝境：其若干医法正负效应相若，甚或负远逾于正；研究医理者，渐知人乃一整体，心、身非如中世纪所认定为二对立物，且人体亦非宇宙之中心，仅为其一小单位，与宇宙万象万物息息相关。认识至此，其已向中国医学之理念"靠拢"矣，虽彼未必知中国医学何如也。唯其不知中国医理何如，纯由其实践而有所悟，益以证中国之认识人体不为伪，亦不为玄虚。然国人知此趋向者，几人？

国医欲再现宋明清高峰，成国中主流医学，则一须继承，一须创新。继承则必深研原典，激清汰浊，复吸纳西医及我藏、蒙、维、回、苗、彝诸民族医术之精华；创新之道，在于今之科技，既用其器，亦参照其道，反思己之医理，审问之，笃行之，深化之，普及之，于普及中认知人体及环境古今之异，以建成当代国医理论。欲达于斯境，或需百年欤？予恐西医既已醒悟，若加力吸收中医精粹，促中医西医深度结合，形成21世纪之新医学，届时"制高点"将在何方？国人于此转折之机，能不忧虑而奋力乎？

予所谓深研之原典，非指一二习见之书、千古权威之作；就医界整体言之，所传所承自应为医籍之全部。盖后世名医所著，乃其秉诸前人所述，总结终生行医用药经验所得，自当已成今世、后世之要籍。

盛世修典，信然。盖典籍得修，方可言传言承。虽前此50余载已启医籍整理、出版之役，惜旋即中辍。阅20载再兴整理、出版之潮，世所罕见之要籍千余部陆续问世，洋洋大观。

今复有"中医药古籍保护与利用能力建设"之工程，集九省市专家，历经五载，董理出版自唐迄清医籍，都400余种，凡中医之基础医理、伤寒、温病及各科诊治、医案医话、推拿本草，俱涵盖之。

噫！璐既知此，能不胜其悦乎？汇集刻印医籍，自古有之，然孰与今世之盛且精也！自今而后，中国医家及患者，得览斯典，当于前人益敬而畏之矣。中华民族之屡经灾难而益蕃，乃至未来之永续，端赖之也，自今以往岂可不后出转精乎？典籍既蜂出矣，余则有望于来者。

谨序。

第九届、十届全国人大常委会副委员长

许嘉璐

二〇一四年冬

王 序

　　中医学是中华民族在长期生产生活实践中，在与疾病作斗争中逐步形成并不断丰富发展的医学科学，是中国古代科学的瑰宝，为中华民族的繁衍昌盛作出了巨大贡献，对世界文明进步产生了积极影响。时至今日，中医学作为我国医学的特色和重要医药卫生资源，与西医学相互补充、相互促进、协调发展，共同担负着维护和促进人民健康的任务，已成为我国医药卫生事业的重要特征和显著优势。

　　中医药古籍在存世的中华古籍中占有相当重要的比重，不仅是中医学术传承数千年最为重要的知识载体，也是中医为中华民族繁衍昌盛发挥重要作用的历史见证。中医药典籍不仅承载着中医的学术经验，而且蕴含着中华民族优秀的思想文化，凝聚着中华民族的聪明智慧，是祖先留给我们的宝贵物质财富和精神财富。加强对中医药古籍的保护与利用，既是中医学发展的需要，也是传承中华文化的迫切要求，更是历史赋予我们的责任。

　　2010 年，国家中医药管理局启动了中医药古籍保护与利用能力建设项目。这既是传承中医药的重要工程，也是弘扬优秀民族文化的重要举措，不仅能够全面推进中医药的有效继承和创新发展，为维护人民健康作出贡献，也能够彰显中华民族的璀璨文化，为实现中华民族伟大复兴的中国梦作出贡献。

相信这项工作一定能造福当今，嘉惠后世，福泽绵长。

国家卫生和计划生育委员会副主任

国家中医药管理局局长

中华中医药学会会长

王国强

二〇一四年十二月

马　序

　　新中国成立以来，党和国家高度重视中医药事业发展，重视古籍的保护、整理和研究工作。自 1958 年始，国务院先后成立了三届古籍整理出版规划小组，分别由齐燕铭、李一氓、匡亚明担任组长，主持制定了《整理和出版古籍十年规划（1962—1972）》《古籍整理出版规划（1982—1990）》《中国古籍整理出版十年规划和"八五"计划（1991—2000）》等，而第三次规划中医药古籍整理即纳入其中。1982 年 9 月，卫生部下发《1982—1990 年中医古籍整理出版规划》，1983 年 1 月，中医古籍整理出版办公室正式成立，保证了中医古籍整理出版规划的实施。2002 年 2 月，《国家古籍整理出版"十五"（2001—2005）重点规划》经新闻出版署和全国古籍整理出版规划领导小组批准，颁布实施。其后，又陆续制定了国家古籍整理出版"十一五"和"十二五"重点规划。国家财政多次立项支持中国中医科学院开展针对性中医药古籍抢救保护工作，文化部在中国中医科学院图书馆专门设立全国唯一的行业古籍保护中心，国家先后投入中医药古籍保护专项经费超过 3000 万元，影印抢救濒危珍、善、孤本中医古籍 1640 余种，开展了海外中医古籍目录调研和孤本回归工作。2010 年，国家财政部、国家中医药管理局安排国家公共卫生专项资金，设立了"中医药古籍保护与利用能力建设项目"，这是继 1982～1986 年第一批、第二批重要中医药古籍整理之后的又一次大规模古籍整理工程，重点整理新中国成立后未曾出版的重要古籍，目标是形成并普及规范的通行本、传世本。

为保证项目的顺利实施，项目组特别成立了专家组，承担咨询和技术指导，以及古籍出版之前的审定工作。专家组中的许多成员虽逾古稀之年，但老骥伏枥，孜孜不倦，不仅对项目进行宏观指导和质量把关，更重要的是通过古籍整理，以老带新，言传身教，培养一批中医药古籍整理研究的后备人才，促进了中医药古籍保护和研究机构建设，全面提升了我国中医药古籍保护与利用能力。

作为项目组顾问之一，我深感中医药古籍保护、抢救与整理工作的重要性和紧迫性，也深知传承中医药古籍整理经验任重而道远。令人欣慰的是，在项目实施过程中，我看到了老中青三代的紧密衔接，看到了大家的坚持和努力，看到了年轻一代的成长。相信中医药古籍整理工作的将来会越来越好，中医药学的发展会越来越好。

欣喜之余，以是为序。

中国中医科学院研究员

马继兴

二〇一四年十二月

校注说明

《易氏医按》一卷，明代易大艮著。

易大艮（1510—1590），字思兰，江西抚州人，精于医。明代卢复从莫逸渔处得其医案 16 则，附刻于卢氏《医按种子》之末。其后，清代王琦于 1765 年将宋元至明清医书十二种辑为《医林指月》，《易氏医按》为其中一种，载案 18 则。清代魏之琇纂集《续名医类案》，将之全部收入。

本次整理以清乾隆三十年（1765）宝笏楼刻《医林指月》本为底本，以清光绪二十二年（1896）上海图书集成印书局铅印本（简称"光绪本"）为主校本，以《续名医类案》所收《易氏医按》为参校本。具体校注方法如下：

1. 凡底本中繁体字、异体字，予以径改，不出注。底本中的通假字、古字，原文不改，于首见处出注说明。

2. 凡底本中一般笔画之误，如"己""已"不分等，予以径改，不出校。

3. 原书中字词疑难或生疏者，予以简注，必要者加注音。

4. 原书无目录，今据内容新编，置于正文前。

5. 原书中明引前代文献者，简注说明。其中引用与原文无差者，用"语出"；引用与原文有出入者，用"语本"。

目 录

医 按

瑞州一妇，产后半月余，胃中有清水作逆而吐。以为胃寒，令煮鸡，倍用姜、椒，初觉相宜，至三五日清水愈多。以姜、椒煎汤，时时饮之，近一月，口气渐冷，四肢发厥，昼夜作逆，腹中冷气难堪，有时战栗。用四君子汤[①]，人参一钱至二钱，初服少安，久则不应。又加炮姜，亦不效。众议用附子理中汤，主人自度非寒证，请予。予诊六脉俱无，以食指复按尺部，中指、无名指按尺之后，脉来实数有力，左右皆同，发言壮厉，一气可说三五句，唇焦颊赤，大便五六日一次，小便赤少，此实热症也。询之，其俗产后食胡椒炒鸡为补，此妇日食三次，半月后遂得疾。予用三黄汤治之，连进四盏，六脉俱现，姜椒汤不欲食矣。又进四盏，身不战栗，清水减半。服四日，口中热气上升，满口舌尖俱发黄小粟疮，大便八日不通。以四苓合凉膈散，空心一服，至午不动，又以甘草煎汤，调元明粉五钱热服，一时许腹中微鸣，吐出酸水一二碗，大便连去二次。又服元明粉五钱，所下皆黑弹粪十数枚。后以四苓散、三黄、山栀、枳壳调理，一月全愈。

---

① 四君子汤：原作"四物汤"3字，据《续名医类案》卷二十五及本案下文改。

主人曰：荆人①之病，医皆以为虚而用姜、附。生窃疑之，欲以为热而六脉俱无，欲以为寒而姜附不应。先生一诊，而遂用大剂三黄汤，更加元明粉寒凉之剂以通之，不以产为掣肘，公何见也？予曰：脉症明显，不详察耳。《脉法》云：极大极微，最宜斟酌。凡诊脉遇有极大无力者，须防阳气浮散于外。若极微之脉，久久寻而得之，于指稍稍加力按之至骨愈坚劳者，不可认作虚寒。今脉左右三部初按悉②无，再以食指按其尺部，中指无名指按其尺后，脉来实数有力，所谓伏匿脉是也。此乃阳匿于下，亢之极矣。又大便秘结，小便赤少，唇焦颊赤，气壮言高，自脉与症视之，其为实热明矣。若果虚寒，脉当浮大无力，何以实数有力？症当气息微弱，何以言貌强壮？谓其虚而用姜、附者，未当也。主人曰：既为热证，然而口气冷，吐清水，四肢厥，时战栗，此数者又有似于阴，何也？曰：此正热极似水，亢则害，承乃制也。犹之天地之冬，阳遏于下，地泉反热，阴浮于上，寒威凛冽。故今之口气冷，四肢厥而吐清水者，亦阳遏阴浮之义也。至于战栗，则热入血室，热极则生风，然热在肝肾，不在心经，故言语真诚而不妄也。其致病之由，本于食椒鸡过多。盖产后之证，肝肾虚寒，胡椒之性味辛热，能散寒逐败。鸡

---

① 荆人：古时对人称自己的妻子。古时贫家妇女常用荆枝作髻钗，因称。

② 悉：原作"愈"，据《续名医类案》卷二十五改。

属巽①而入肝，性温，能活滞血而养新血。鸡可常食，椒性大热有毒，不可过多，多则热毒积于肠胃之中，而诸怪症作矣。至于服姜、椒而反现寒证者，正古云服黄连多而反热，服姜附多而反寒之谓也。予用三黄者，黄连味苦入心，苦能下泄，如天气下降，引地气上升，阳气升则寒邪退，黄芩利大肠之热毒，黄柏生肾水以制火毒，甘草梢解诸药之毒，元明粉软坚，四苓合凉膈散清利大小便。此药一服，故口舌生疮，其毒自口而出，虽不补产后之虚，内邪既去，则正气自昌，而虚弱者充实矣，是不补之中而有大补者在也。

一男子，病寒热，众以疟治，年余不愈。又以为劳疟虚疟，用鳖甲散、补中益气等汤，俱不效。就予诊脉，左右三部俱浮大无力，形瘦色黑，饮食不美。次日复诊，与前脉同，予知为阴虚发热病也。早进六味丸，晚服补阴丸，七日后饮食渐美，寒热减半。又服一斤，未一月而全愈。

病者曰：予因病久，服药罔效，遂究心于医，疟疾一门，尤为加意，诸书未有以六味丸、补阴丸治疟者，公独用之而效，何也？予曰：治病贵先识病情，病有真是者，有似是而非者，辟②之伤寒有类伤寒，中风有类中风，疟有类疟。君之疟，似疟非疟，乃阴虚发热之症也。盖疟之状，寒

---

① 巽（xùn 训）：八卦之一。古时以乾、坤、震、巽、坎、离、艮、兑八卦分别配属马、牛、龙、鸡、豕、雉、狗、羊。

② 辟：通"譬"。《说文通训定声·解部》："辟，假借为'譬'。"又，光绪本作"譬"。

热间作，寒来时四肢厥逆，热退时得汗始解。今虽有寒热往来，或一日一次二次，但寒而不厥，身热如火，热退身凉，又无汗，兼之形瘦色黑，怔忡不睡，口渴便燥，饮食不美，岂可以为疟乎？且疟脉当弦，病来时脉弦而大，病退时脉静而弦小。今则浮大无力，非弦也，早晚相同，非先大而后小也，诚阴血不足，阳火有余，而火发于外则为热，火郁于中则为寒。形瘦者，火之消烁①也；色黑者，火极似水也；怔忡不睡者，心血亏损也；饮食不美，口渴便燥者，火炽于上下也。合脉与症观之，其为阴虚火盛明矣。故予用地黄丸以生肾水、泻心火，补阴丸以养血滋阴，阴血一充，则火邪自降，寒热退而诸病悉痊矣，此予用二丸意也。

一妇人，患崩，昼夜十数次，每次去血升余。用止血药，血愈甚。卧床月余，羸瘦食少，面青爪黑，气促痰喘，请予诊治。诊得心脉平和，肝脉弦大，时一结，肺脉沉而大且有力，脾胃脉沉涩，两尺沉而无力。予曰：此气郁证也。询之，果未病数日前进午餐，因小婢忤②意发怒，遂遘③此疾。随以四神散与之，服药半盂，未及一时，顿觉神爽，诸病减半，举家欣跃。予曰：未也，明日子时分指甲变桃红色方可救。至期甲色果红，予复诊之，左三部如前，肺脉微起，脾胃虽沉缓而不涩，二尺照旧。予谓其

---

① 烁：通"铄"，销铄。《周礼·考工记序》："铄金以为刃。"陆德明释文："烁，义当作'铄'。"

② 忤：违逆。

③ 遘：同"遘"，遭遇。此处指得病、生病。

家曰：午时血当大崩，毋得惊惶，以骇病者。至期果然，下紫黑血块寸许大者数枚，自此遂止。后用壮真五和丸调理月余，全愈，次年六月生一子。

或问曰：崩，血证也，诸用血药不效，公用气药而诸症顿除者，何也？予曰：崩虽在血，其源在气。书有曰气如橐龠，血如波澜①，决之东流则东，决之西流则西，气有一息不运，则血有一息不行。欲治其血，先调其气。或曰：血病治气，理固明矣。尝见有调气而血疾不愈者，有不调气而治血亦愈者，又何也？予曰：所因有不同耳。有因血而病气者，有因气而病血者，能以脉症辨之，而治法之先后定矣。且如人有禀来血弱者，有偶伤力而失血者。假使血虚气必盛，阴虚火必炽，其症咳血咯血、便血作渴、日晡潮热、五心烦热，甚则咽喉肿痛，变症百出，此因血而气病者也。此皆以血为主，治以养阴退火、滋阴降火之剂，而以气药兼之，斯不调气而血亦愈矣。此证右肺主气，时值正秋，金气当令，脉宜浮短，今反沉大，失其令矣。书有云下手脉沉，便知是气②，大者火也，气有余即是火③，沉而兼大，是气郁而不运也。况肝木至秋，脉当微弱，兹反弦大而结，肝木结者，血积于内也。此病原因怒气伤肝，肝火郁结，血不归经而妄行耳，兹非因气而

①　气如橐龠（tuóyuè 驮月）……波澜：语出《崔氏脉诀》。橐龠，古代鼓风吹火用的器具。

②　下手脉沉……是气：语出《崔氏脉诀》。

③　气有余即是火：语本《丹溪心法》卷一。

病血者乎？唯其所因在气，此予以治气为先也。或曰：指甲已黑矣，君断子时当变红，血已止矣，君断午时复来，何也？予曰：此正阴阳生长之妙也。盖血活则红，血凝则黑，爪甲黑者，血凝而不散也。今用药以行其气，至子时一阳初动，气行则血行，肝血一行，其血即活，故黑甲变而红矣。至午时一阴复生，肝乃乙木，乙木生于午，肝气得令，其邪不能容，故积血于此时尽出，积出则源洁，源洁则流清，气运血行，循环经络而病已矣。或曰：四神散不过数味常药而已，何功之奇如此？予曰：药不在多，贵用之得其宜耳。此方香附能行气，以之为君；乌药助香附行气，以之为臣；苏梗通十二经之关窍，白芷化腐血生新血，用之为佐；当归引气入心而生新血，抚芎①引气入肝，舒肝之郁而去旧纳新，神曲引气入脾，畅脾结而统新血，白术健脾胃而和中气，用之为使。以行气药为主，活血药辅之，此治血先调气之法也。

一妇人，患浑身倦怠，呵欠，口干饮冷，一月不食，强之食，数粒而已。有以血虚治之者，有以气弱治之者，有知为火而不知火之原者，用药杂乱，愈治愈病。自夏至冬，病觉微瘥。逮次年夏，诸病复作，甚于先年，肌消骨露。家人忧之，请予诊治，诊得三焦脉洪大侵上，脾肺二脉微沉，余部皆和平。予曰：此肺火病也。以栀子汤饮

易氏医按

六

---

① 抚芎：产于江西抚州的芎䓖。

之，进二服即知饥喜食，旬日气体充实如常。后因久病不孕，众皆以为血虚，而用参芪为君大补之，补半月，胸膈饱胀，饮食顿减，至三月余而经始通，下黑秽不堪，或行或止，不得通利，其苦万状。予治以顺气养荣汤十数剂，一月内即有孕。

其夫曰：荆人贱恙，自处子时至今二十载矣，幸遇君而获愈。但凡病不外乎血气，有治血者固不效，治气者亦不效，君独以火治之而效者，何也？予曰：尊壶①之脉，左手三部和平无恙，惟右寸微沉，右尺洪大侵上，此三焦之火升上而侮金也。书曰：火与元气不两立②，火盛则元气弱，元气弱则诸病生。浑身倦怠者，火耗其精神也；呵欠者，火郁而不伸也；口干饮冷者，火炽于上也；饮食不进者，火格于中也；肌消骨露者，火气销铄也。诸病皆缘于火，若不先治其火，血气何由而平？故予用山栀炒黑以去三焦屈曲之火，人参、麦门冬收肺中不足之金，乌梅酸以收之，火势既降，金体自坚，气畅血和而愈矣。不穷其源，而拘拘于血气，何益哉？又问曰：病源吾知之矣，数年不孕，又何也？予曰：妇人之孕，在乎经调，经之不调，由于气之不顺也。众皆以为血虚而补血，若经水过期而色淡，肝脉微弱而无力，谓之血虚可也。今过期而多，每来三五日方止，其色红紫，肝脉有力，乃气滞血实也，

① 壶（kǔn 捆）：妇女所居的内室，因用为对他人妻子之称。
② 火与元气不两立：语出《脾胃论》卷中。

何以谓之虚？气滞血实，而复用参、芪补之，则气愈滞血愈实，安得月水如期而孕耶？故予以调气药为主，以养血药佐之，气顺则血行，经事依期，而妊娠有准矣。向以降火为先而愈疾，今以调气为主而有胎，治法不同，病源则一，何也？气者火也，气有余即是火，其病归于气郁而已，郁气一舒，火邪自退，得其病本，随手取效也。张子和云：求得标，只取本，治千人，无一损①，此之谓也。

一人患齿病，每有房劳，齿即俱长，痛不可忍，热汤凉水，俱不得入，凡有恼怒，病亦如之。十年前尚轻，十年后殊甚，每发必三五日，呻吟苦状难述，竟绝欲。服补肾丸、清胃饮，俱不效。一日因疾作，七日不饮食，请予视之。诊其脉，上二部俱得本体，惟二尺洪数有力，愈按愈坚，予曰：此肾经火邪太盛也。以滋肾饮饵之，药入口，且漱且咽，下二盏，随觉丹田热气升上，自咽而出，复进二盏，其痛顿止，齿即可叩，遂愈，永不再作。

其人问曰：吾病齿二十年，所试药不下百余，皆未效，君用三味而奏功俄顷，何也？予曰：齿属肾，诸痛属火。今诊得脉洪数有力，愈按愈坚。盖沉濡而滑者，肾脉也；洪数有力者，心脉也。肾脉不沉濡而洪数，是所不胜者侮其所胜，乃妻入乘夫，肾经中已有火邪矣。如遇房

---

① 求得标……无一损：语见《医经小学》卷一。

劳，则相火一动，邪火上冲，故齿长而痛也。又肾者肝之母，肝者肾之子，肝主怒，怒气一发，则子益母气，木来生火，而火愈炽矣，齿岂不长而痛乎？其用清胃饮者，以牙龈属阳明胃也，此惟胃脉洪数者为宜，今胃脉平和，是胃无恙，用清胃饮何益也？非惟无益，且寒凉伤胃，反饮食不进矣。又肾主骨，齿乃骨余，肾经火盛，致令齿长，复用补阴丸治之，中有干姜等热药，以火济火，其痛愈甚。故用黄柏为君以滋肾水、泄肾火，青盐为之引，升麻升出肾经火邪。药一入口，便觉丹田火热上升，自咽而出，肾脏一清，齿自安矣，何必清胃补肾哉？

一人患膈满，其症胸膈胃脘饱闷，脐下空虚，如饥不可忍，腰腿痠疼，坐立战摇，日夜卧榻，大便燥结，每日虽进清粥一二钟，食下即呕酸吐水，醋心。众作膈治，服药二年许，不效。戊辰岁，请予诊治。诊得左右寸关俱沉大有力，两尺自浮至沉三候俱紧，按之无力摇摆之状。予曰：此气膈病也，须开导其上，滋补其下，兼而行之可也。遂以畅卫舒中汤投之，每日空心服八味地黄丸百粒，服二日，嗳气连声，后亦出浊气，五日可以坐立，啖饭二碗，服药至二七，动履如常。

或问曰：公用畅卫舒中汤，甚为得旨。复用八味丸，内有桂、附，似与痞塞不宜，乃兼用之何也？予曰：人病有水有火，治法有通有塞。此乃火郁水亏之病，予用塞因塞用之法也。请以其脉言之，两寸居上，其脉当浮，虽无沉数，却俱沉大。左寸沉者神之郁也，右寸沉者气之郁也。按之大者，火郁在上也。火者气也，气有余即是火。经云：浊气在上，必生䐜胀①。故胸膈胃脘饱闷胀痛也。火之性炎上，今郁而不行，是以汤水入咽，迎而不下，停于胃口，火气熏蒸，而呕酸吐水之病作矣。左关当弦不弦，右关当缓不缓，二部俱沉大顶指，此正气郁而不伸也。惟其气郁于上，故饮食至咽而还。饥不可忍者，仓廪空虚也；大便燥涩者，津液不生也。两尺三候俱紧，紧则为寒，此又寒邪从虚而入，主腰腿痠疼，坐立战摇，终年卧榻而不能起矣。以此病观之，痞满在上，乃邪气大实，火有余而不能降也；衰弱在下，乃正气大虚，水不足而不能升也。实者而不散之，则正气益亏；虚者而不补之，则邪气益炽。故治上焦则用畅卫舒中汤，有香附、苏梗开窍行气，苍术健中，贝母开郁痰，连翘散六经之火，抚芎提发肝木之困，神曲行脾之郁，南木香逐气流行，桔梗升提肺气，沙参助正气而不助肺火。此方升上焦之火邪，乃火郁发之②之义也。治下焦则用八味地黄丸，此丸滋补下元，又塞因塞用③之法也。火郁发之则邪气不实，虚弱补之则正气自充，上下交治，补泻兼施，水自升，火自降，膈舒

---

① 浊气……䐜（chēn 嗔）胀：语出《素问·阴阳应象大论》。䐜，胀大。

② 火郁发之：语出《素问·六元正纪大论》。

③ 塞因塞用：语出《素问·至真要大论》。

食进，而六脉俱复平矣。使偏用汤药舒散上焦火邪，而不兼补下之药，虽能解散郁火于一时，其火无水制，必然复生，而痞满之疾恐尤胜于前也，治病者可不拔去病根哉？

一士夫①，素耽诗文，夜分②忘寝，劳神过极，忽身热烦渴，自汗恶寒，四肢微冷，饮食少进。初以为外感，先发散次和解，不应。又用补中益气，参加二钱，逾月而诸症仍前。一日午后发热，忽耳聋不知人，恍惚谵语，时季冬，请予诊，与一宿医③同视之。宿医曰：此少阳证也，当以小柴胡和之。予诊得六脉皆洪大无力，曰：此非少阳证，乃劳神过度虚火证也。宿医持前议，遂以小柴胡去半夏，加花粉、知母。予谓其友曰：服此药必热愈甚，当有如狂症作。服之少顷，果胸如火炙刀刺，发狂欲走，饮冷水一盏始定。复求予治，予以人乳并人参汤与服之，当日进四服，浓睡四五时，病减其半。次日又进四服，六脉归经，沉细有力，终夜安寝，诸症悉除。

士夫曰：吾病数月，诸人用伤寒治法，先生独以虚火治者，何也？予曰：伤寒之病，自表达里，六日传遍经络，复传至二十一日外，虽有余症，亦当从杂病论。今已二月矣，岂可复以伤寒论乎？况伤寒少阳之脉当弦长有

---

① 士夫：士大夫，即读书人。
② 夜分：半夜。
③ 宿医：久于临证的医生。

力，今六脉浮洪，满指无力，此岂少阳脉耶？盖因平日劳神过度，心血久亏，肝无血纳，脾无血统，阳气独盛，孤阳日久，气即火也，《经》云：壮火食气①。火与元气不两立，火盛则元气耗，所以有发热烦渴、自汗恶寒等症。然犹不可以血虚气盛论，乃水涸火胜之证也，与伤寒实证较之，大不相同，小柴胡岂对证药哉？士夫曰：先生何以知服小柴胡当发狂？予曰：伤寒少阳证乃实证也，以小柴胡等药治之，所以泄其实也。公乃阴虚之病，非实病也，而以此药泄之，则元气愈亏，阴火愈炽，焉有不狂之理？士夫曰：用小柴胡固非矣，用补中益气而亦不效，何也？予曰：公之病乃阴病也，补中益气补阳者也，阴虚而补阳，则阳愈甚，阳愈甚则阴愈虚，所以不效也。士夫曰：先生用人乳何义？予曰：人乳纯阴，婴儿纯阳，纯阴配养纯阳，何尝更用他物充其饥渴？公之证用人乳者，是以真血补其真水，又以人参导引，散于诸经，以济其火，与他药不同，故见效最速也。

一春元②下第归，得寒热病，每日申酉二时初以微寒，即作大热而躁，躁甚如狂，过此二时，平复无恙，惟小便赤黄而涩。往时一有心事，夜即梦遗，每日空心用盐饮烧酒数杯。医皆以病为疟，用清脾饮、柴苓汤并截药，俱不

---

① 壮火食气：语出《素问·阴阳应象大论》。
② 春元：明清科举会试在春季举行，称"春闱"，名列第一为状元，亦称"春元"。此指参加会试者。

效。请予诊治，诊得六脉惟左尺浮中沉，取之皆洪数有力，余部皆平，予曰：此潮热病也。以加减补中益气汤治之，日进一服，三日而病渐退，复用六味地黄丸兼前药，调理一月而安。

其叔曰：侄之病，众以为疟，公独不以疟治，何也？予曰：非疟也，乃潮热也。潮者如水之潮，依期而至。八法流注①云：申酉二时，属膀胱与肾②。此病专属二经，二经水衰火旺，当申酉时火动于中，故发热而躁，躁属肾也。曰：敢问非疟之故？予曰：疟疾之脉，肝部必弦，今肝部不见弦脉，惟左尺浮中沉皆洪数有力。盖肾与膀胱属水，水性流下，肾脉当沉濡而滑。今三候俱有，脉不沉也，洪数有力，不濡滑也，此为失水之体。因平日斫丧③太过，肾水亏损，阴火妄炽，加之盐饮烧酒径入肾经，故脉洪数有力，小便赤黄而涩，若疟脉岂有此哉？曰：此莫非阴虚动火乎？曰：阴虚之热，自午至亥发热不间，今惟申酉时热，过此便凉，与阴虚不同。曰：吾兄以医名者，亦尝用补中益气汤而不效，何也？予曰：加减之法或未同耳。予之去柴胡、升麻，加丹皮、泽泻、黄柏者，丹皮泻膀胱火，泽泻泻肾火，黄柏为君以生肾水，水旺则火衰而

---

① 八法流注：即"灵龟八法"，参见《针灸大全》卷四。

② 申酉……膀胱与肾：《针灸大全》卷五："肺寅大卯胃辰宫，脾巳心午小未中，申胱酉肾心包戌，亥三子胆丑肝通。"

③ 斫（zhuó 浊）丧：摧残，指色欲伤身。斫，用刀斧等砍削。

寒热退矣。用六味丸者，亦取有丹皮、泽泻耳。如不加此而仍用柴胡、升麻，此乃肝脾之药，以之治肾，所以未效。

一儒官，仲秋末患便闭症，初因小便时闭，服五苓散、八正散、益元散，俱不效。一医诊得二尺俱无脉，作下元阴虚水涸，用八味丸治之，日一服，服三日，大便亦闭，口渴咽干，烦满不睡。用脾约丸、润肠丸，小便一日数十次，惟点滴而已，大便连闭十日，腹满难禁。众议急用三一承气汤下之，服后微利，随闭，又加小腹绕脐满痛，复用舟车丸、遇仙丹，每空心一服，日利三五次，里急后重，粪皆赤白。如此半月，日夜呻吟，惟饮清米饮及茶盂许。九月终，请予诊治。诊得两寸沉伏有力，两关洪缓无力，两尺不见，予曰：关尺无恙，病在膈上，此思虑劳神，气秘病也。以越鞠汤投之，服一盂，嗳气连出，再一盂，大小便若倾，所下皆沉积之物，浑身稠汗。因进姜汤一盂，就榻熟睡，睡觉①觅粥，进二盏，次早复诊，六脉无恙，调理气血数日，全愈。

一士夫问曰：吾友病，脉两寸俱沉，两关洪缓，两尺不见，众皆以为尺脉无根，君独以为尺脉得体，众皆曰痢疾，君独曰气秘，何也？且二便皆闭，其病在下，用下部药者，似为近理，君反以上部药收功，又何也？予曰：人

---

① 觉（jiào 叫）：睡醒。

身之病，有上有下，有表有里，虽有不同，不过一气为之流通耳。气之通塞，均于脉息辨之。今两尺皆无，众泥经文，谓如树之无根矣，不知今年己卯，燥金司天，君火在泉，己土运于中，正是南面以象君位，君火不行令，两尺不相应。今两尺隐然不见，正为得卯年之体，若尺脉盛于寸，则为尺寸反矣，《经》曰尺寸反者死①，岂八味丸所能治乎？然而里急后重，赤白相杂，痛则欲解，有似乎滞下之证，但滞下之脉见于两关，今关脉不浮不紧不数，其非滞下明矣。既非滞下，而用承气、舟车、遇仙等药，则元气为之大伤，而病愈增矣。其病源在上焦气秘而下窍不通也，心脉居上，两寸之脉当浮，今不浮而沉，下手脉沉，便知是气。气郁不行，则升降失职，是以下窍秘结，二便不顺，吸门不开，幽门不通②，正此谓也。譬如注水之器，闭其上窍，则下窍不通，水安从出？乃不治上部而专治下部，攻之愈急，则元气愈陷，二便何由而利耶？予用香附之辛以快滞气，苏梗通表里之窍，连翘香辛升上，以散六经之郁火，苍术、神曲健脾导气，散中结于四肢，炙甘草以和中，少加桔梗，引黄芩、枳壳荡涤大肠之积，山栀去三焦屈曲之火而利小肠，抚芎畅达肝木，使上窍一通则下窍随开，里气一顺则表气自畅，是以周身汗出，二

---

① 尺寸反者死：语出《素问·五运行大论》。
② 吸门……不通：《脾胃论》卷下："幽门不通，上冲，吸门不开，噎塞，气不得上下，治在幽门闭，大便难。"

便俱利，正所谓一通百通也。夫气秘者病之本，便闭者病之标，予惟治其本，故见效速也。

省亭殿下，己卯七月病痢，众始治以通利之剂，次行和解，又次滋补，月余而病甚。每日行数次，肚腹绞痛，但泄气而便不多，起则腰痛，屈曲难伸，胸膈胀满，若有物碍，嗳气连声，四肢厥逆，喘息不定。召予诊治，诊得两寸俱沉大，右寸肺脉更有力，右关沉紧，左关弦长而洪，喜两尺沉微，来去一样。予曰：此神劳气滞之病也。以畅中汤进之，服后兀兀①欲吐，冷气上升，嗳气数十口，即大便，所去秽污颇多，胸次舒畅，腹中觉饥，自午至酉止去一次，四肢不厥，肩背轻快，六脉平复，但心内怔忡，头目昏眩，饮食无味，用六君子汤加香附、砂仁，二剂，胃气渐复，眩运②怔忡，乍止乍作。又以补中益气汤加蔓荆子、茯神、枣仁、黄柏，半月而诸症全愈。

重九日，殿下置酒谢予，问曰：吾病痢二月，始用通法，继服调理脾胃之药，月余而痢反剧，先生用枳壳、黄芩宽利大肠而痢顿止者，何也？予曰：殿下之脉，两寸俱沉。左寸沉者，心火郁于下，乃神劳也；右寸沉而有力者，盖肺主气，与大肠为表里。七月金当令之时，脉宜浮

---

① 兀兀：动摇不安貌。
② 运：通"晕"。《金匮要略·五脏风寒积聚病脉证并治》高学山注："运，与'晕'同。"

短是正，今不浮而沉者，因思则气结，不得循环，失其升降之常，惟走大肠顺道，气滞而下陷，故作里急后重，有似于痢，实非痢也。曰：有谓四肢厥逆，大肠久滑，当用附子温之者；有谓内有宿积作痛，当用硝、黄下之者。二说孰是？予曰：皆非也。殿下肺脉不浮而沉，是金不得令也，金不得令则不能制木，故肝脉不弦细而弦洪，不当王^①而反王，木来侮土，脾气转结于内不能运，故四肢逆而厥冷，所谓热深厥亦深也。热厥者，上不过肘，下不过膝，脉伏有力，可验也。既为热厥，岂可复用附子大热之剂？夫用附子温之者固非矣，而欲攻以硝、黄者亦非。经曰：心藏神，多念则神劳，脾藏意，多思则气结^②。气结，故腹痛下利，若复加以寒凉之剂，其结愈甚，此硝、黄所以亦不可用也。予惟以辛凉之剂散之，有香附辛温以快肺气，苏梗疏通诸窍，神曲舒脾气而化脾积，苍术燥湿，引脾气散于四肢，抚芎畅达肝气，黄芩、枳壳荡涤大肠，加甘草以和中，使气升而循环经络，积去而大肠通快，又何腹痛之不减而厥逆之不除哉？

　　大司马^③潭石吴公，甲戌季春卧病两月，发热咳嗽，

---

① 王（wàng旺）：通"旺"。《说文通训定声·壮部》："王，假借为'旺'。"
② 心藏……气结：《备急千金要方》卷二十七："多思则神殆，多念则志散，多欲则志昏，多事则形劳，多语则气乏，多笑则脏藏，多愁则心慑，多乐则意溢，多喜则忘错昏乱，多怒则百脉不定，多好则专迷不理，多恶则憔悴无欢。此十二多不除，则荣卫失度，血气妄行，丧生之本也。"
③ 大司马：古代官名，多指中央政府中专司武职的最高长官，明清时用作兵部尚书的别称。

痰喘气急，胸膈痞满，手足面目俱浮肿。众惟清金宁嗽，又以脾胃久虚发肿，用利水兼补剂，其病益甚。予诊其脉，左寸浮而无力，左关弦长，推之于外，内见洪大而芤，侵过寸部一分，左尺沉弱无力，右寸沉而带芤。气口脉按之紧而且牢，时或一駃①，右关中和无力，右尺隐隐不动。予以为心乃一身之主，肾为性命之源，二脉不病，虽危不妨。唯以右寸并气口脉断之，寸口沉而芤，非痰乃血也。书云：弦駃而紧，沉细而牢，六部见之，皆为积聚。今气口紧而駃，此积血在肺胃之间，壅滞其气，气滞则血凝，乃积血证也。时值季春，地气上升，因用越法治之。进以畅卫豁痰汤，辰时服药，至午未时气急，小便全无，将暮吐紫黑血二三升，臭不可闻，症顿减八九，六脉豁然。予曰：半夜时当有汗，可预防之，无令太过。至期果然，次日脉平气和，惟咳嗽常有二三声而已。以枳桔二陈汤加香附、归尾、茜根、茅根、童便调治，三日之间上部之疾全愈。但脾肾之脉无力，饮食少味，四肢倦怠，再用六味地黄丸早晚百丸，午以补中益气汤加麦冬、酒炒黄连调其中，半月后气体充实，而诸病悉痊矣。

潭石公曰：余之病，积血明矣，但此方皆气药，何以能治血病？予曰：血随气而行，气呴②血而动，气顺则血

---

① 駃（kuài 快）：同"快"，迅疾。
② 呴（xǔ 许）：慢慢呼气。

行，气滞则血积。治此病者，须以调气为主。前医用气药而不效者，因其杂乱，不知升降次第之宜，不察脏腑标本之异，又不用引药为之导引故也。夫血在肝经，当用血药，今血在肺胃之间，徒用血药何益哉？宜用气药开提其气，以引经药导之，气上则血随之而升，自然越出而安矣。至于辰时服药而午时小便全无者，元气随药气上升而不降，非津液竭也。又至半夜而汗出，盖汗者心之液，心属火为阳，阳气至子时发动，阳动则汗出，正所谓一通而百通也。予制此方，以苏、桔开提其气，香附、连翘、苍术、贝母、前胡解散其郁，赤芍活动其血，此药一进，则郁者舒，积者散，沉滞者升而上矣，一越而百病除，何必拘拘治血哉？辟之捕贼然，必须探知道路地势民情，土俗之人为之向导，庶战则贼易就擒，逐则贼遁有路，否则我兵进且无路，安知贼巢所在？欲与之遇且不得，更望其畏服而遁走耶？古人云用药如用兵，信哉！

次年乙亥冬，公总漕河①，董②筑孟城湖堤。丁丑冬阅新堤，步行数十里，劳神过度，汗透重裘，衣湿身凉，饮姜汁热酒十余杯，当即头眩目昏，胸满燥渴，大吐鲜血四五口③，一老医以劫药止之。三日后胸膈气满，左胁闷

一九

---

① 漕河：指漕运，古时由官方督管的水道运输。
② 董：监督。
③ 口：原作"日"，据《续名医类案》卷十二改。

痛，饮食渐少，午后燥热，咳嗽连声，半月后面目手足肿胀。有以为酒色过度，阴虚火动而进滋阴降火药者，有以为劳神太过，伤饥过饮而用补脾胃、消痰化食之剂者，服二药，左胁益痛，难以转侧。予诊其脉，曰：此即甲戌春之病复作也。但昔之积在肺胃之间，今之积在左胁之下。公曰：亦用昔之吐法乎？予曰：昔病在春，地气上升，当用吐法，今乃寒冬，天气收藏，岂敢轻伐天和①？须先以疏导之剂通其经络，后以荡涤之药逐血下行，徐徐调和荣卫可也。面目浮，非水肿也，乃血病而气无所附，故气浮于外耳。必欲消肿，只去其血积，则气自归经，而肿即消矣。公不听予言，益劳于公务，日服去水消肿之药，泄去真阴，小便全无，虚烦作燥，气喘而痰不能出，不月而殁，惜哉！殓时口中壅出紫血数升，众皆惊愕，于是始信予言为不诬。

掾史②徐文淙妻，卧病三年，身体羸瘦，畏寒战栗后发热，得汗始解，脊背拘疼，腰膝软弱，饮食不进，进则肠鸣作泻，心虚惊悸，胸肋气胀，畏风畏热，头眩目昏，月信愆期，莫知其病之原也。予诊其脉，朝诊之已得其概，暮诊之与初无异。书云：早晚脉同，病虽危而可疗。其脉左寸左关、右寸右尺失其升降之常，惟脾肾二脉平和，知其病困久矣。徐子曰：寒热往来，战栗出汗，既汗

---

① 天和：禀赋于自然的冲和之气。

② 掾（yuàn 院）史：古时衙署的属官。

乃解，得非疟乎？予曰：久疟之脉，病来脉弦而大，病退脉静而弦小。兹脉早晚无异，岂得为疟？徐子曰：病形羸瘦，闻响心惊，畏风畏热，自汗如雨，饮食不进，月信不行，得非产后弱疾乎？予曰：虽有诸症，应乎四部之脉，脉体不失五行之象，且去来皆缓，而无沉、小、疾、数之脉，何为弱也？曰：经期已过三月，得非孕乎？予曰：阴搏阳别，谓之有孕①。今阴脉沉滞，阳脉不别，焉得有孕？曰：饮食少进，即便泻出，非脾胃泄乎？予曰：脾泄者，饮食不化，今腹响一阵泻一阵，粪皆黄水热下，此是火能化物，与脾何干？此正是气郁病也。气有余即是火，火与元气不两立，元气已亏，不可多药。今将脉症开具于左：左心小肠属火，火本炎上，脉当浮大而散，今诊得心脉虽大而散，尤欠浮，不浮者何义？心为一身之主，藏神而生血，宜常静而不宜多动。人能静养，则心血充满，脉自浮大，若不能静养，事事搅乱，心无宁刻，斯神不安而血不充，血既不充，是以脉无力而不浮，怔忡惊悸之病由之以生也。况诊至七八至，或十二三至，又往下关中一猎，有类以灰种火之状，此乃君火郁于下，而无离明②之象也。据脉论症，当有胸中烦闷，蒸蒸然不安，蒸出自汗，则内稍静而腠理不密，畏寒为验。左关肝胆属木，《脉经》云

---

① 阴搏……有孕：语本《素问·阴阳别论》。
② 离明：日光。八卦中离为火，因称。

宜弦细而长①，兹诊得左关弦长而不细，又虽长不可出关，兹侵上寸部二分，推之于内，外见洪大有力，是肝气有余也。盖因火子郁于中，下不能承顺正化之源，木母太王，上助心火，中侮脾土。又肝藏血而主筋，病当头眩目昏，脊背项强，卒难转侧，背冷如水，甚则一点痛不可忍，下则腰膝软弱无力，脾胃不和等症为验。左尺肾与膀胱属水，经云脉宜沉濡而滑②，惟此部得其正，往来不匀，按不搏手，是无孕也。右寸肺与大肠属金，脉宜短涩而浮，兹沉滞而大，按三五至或十数至一结，结乃积深，脉沉是气，此正肺受火邪，气郁不行也，病当胸膈不利，或时闷痛，右肋胀满，饮食不便传送，大肠鸣泄等症为验。右关脾胃属土，其脉宜缓而大，此部虽然无力，犹不失其本体。右尺三焦命门属相火，君火不得令，相火代君行令，书有云命门还与肾脉同③，盖谓右尺虽是火体，亦当沉静，不宜浮大。此部浮取三焦，脉浮而无力，侵上脾胃，是君火郁于下而相火升于上，侮其金也，病主气满，胸膈嘈杂，饮食不利等症为验。详六部脉症，惟左尺得体，肾为寿元，根本尚固。右关脾土为木所侮，虽是少力，然来去缓大而不弦，此五脏之源生气有存，无足虑也。予惟探其

易
氏
医
按

二
二

① 脉经云宜弦细而长：《脉经》卷三："春肝木王，其脉弦细而长，名曰平脉也。"

② 经云脉宜沉濡而滑：《难经·十五难》："冬脉石者，肾北方水也，万物之所藏也，盛冬之时，水凝如石，故其脉之来，沉濡而滑，故曰石。"

③ 命门还与肾脉同：语出《脉诀刊误》。

本源治之，先投以和中畅卫汤，三剂而肺脉浮起，胸次豁然，诸症顿减。继以清中实表，固其腠理，月信大行，久积尽去，表里皆空，用补阴固真之剂并紫河车丸，日进一服，月余全愈。

徐子曰：敢问用和中畅卫之旨。予曰：人之一身，有气有血，气血调和，百病不生，一有拂郁，诸病生焉。令正①之脉，君火郁于下，相火代令侵于上而侮金，金衰不能平木，木王侮土，土弱不能生金，故肺脉沉大而结。夫肺为五脏华盖，百脉之宗，专司乎气，浮取三菽之重②得之，则肺得其体。今沉滞而结，失其纲领，何以行气？气有一息不运，则血有一息不行，气血不匀，百脉不能应刻循环，凝滞经络，诸病猬生③，理必然也。病症多端，要之不过气郁而已。丹溪云气有余即是火，火郁则发之，故用苏梗、桔梗开提其气，香附、抚芎、苍术、神曲解散其郁，贝母化其郁痰，砂仁快其滞气，郁气散则金体坚，木平水王，何虑相火不降也？若夫木当夏月，成功者退，虽王不必专治，此用和中汤意也。

瑞昌王孙镇国将军，久患腹痛，每饮诸药不效，饮烧酒数杯，顿止，无能识此病者。甲戌孟夏，予诊治之，其脉左寸沉大有力，左关弦大而坚，时或一駃，左尺沉弱无

---

① 正：妻。
② 三菽之重：形容诊脉时所用的指力。菽，豆类。
③ 猬生：犹言"丛生"。

力。予曰：此乃积血症也。彼不信。至仲冬其疾大作，面红目碧，眼胞浮肿，神乱气促，腹痛饮烧酒亦不止。是夜诊其脉，与初诊无异，惟人迎、气口二脉洪滑侵上，知其有欲吐之意。投以盐汤一盏，遂大吐，吐出血饼大如杯者、大如枣栗者各数十，兼有白饭，清水不杂，如笔管者二三条，吐讫胸中宽快，仍不服药。次日黎明口鼻气塞，四肢厥冷，昏不知人，心胸间微热而已。予复诊，幸两尺犹存，根本尚在，急以灯火暴其曲池、虎口、中脘、气海，病者略知有痛。即令宫人挟坐，勿令睡倒，随进独参汤二服，手足微温。继用人参五钱、附子二钱，作理中汤，日与饮之，六脉微见，过七日，方开眼识人，小便始通。即以补中益气汤、六味地黄丸兼服半月，元气壮实，诸病悉除。

予用此汤，诸缙绅①闻而问曰：经云无实实，无虚虚，失血之症而用补气之药，正乃实实虚虚，何也？予曰：此正无实实、无虚虚之治。先夜诊得肝脉弦大而坚，时或一驮，盖肝主血，弦大而坚，血有余也，时或一驮，血积而不行也。肺脉浮大，大者火也，金受火邪，气弱不能运血也。脾脉微涩，脾主思，思则气结，土不能生金也。其吐出之物又皆白饭清水，血成片块，如枣如条，气为不足。既吐之后，以症观之，血犹有余，气愈不足，若不用人参

---

① 缙绅：泛指官宦。缙，插。绅，束衣的大带子。古时官员上朝将拟奏之事书于笏板上，以备答问，笏板有时插于衣带上。

以助其气，白术以健其脾，附子以助阳，干姜以暖血，甘草以和中，则经络何以开通？气血何以流行？望其苏也难矣。

瑞昌王既白之妃，患泄泻，屡用脾胃门消耗诸药，四五年不能止。一医用补中益气汤，人参三钱，服一月，不泄。忽一日胸膈胀满，腹响如雷，大泻若倾，昏不知人，口气手足俱冷，浑身汗出如雨，用人参五钱煎汤灌苏，如是者三。病者服久，自觉口中寒逆，医者以为出汗过多，元气虚弱，于前汤内加入人参三钱，酸枣仁、大附子、薄桂各一钱，昏厥尤甚，肌肤如冰，夏暑亦不知热。二年计服过人参廿五斤，桂、附各二斤，酸枣七十斤。至己巳冬，饮食入口，即时泻出，腹中即饥，饥而食，食即泄，日十数次，身不知寒，目畏灯火。予初诊之，六脉全无，久诊，六部来疾去缓，有力如石。闻其声尚雄壮，脉亦有余，自予断之，乃大郁火证也。以黄连入平胃散与之，饮药少顷，熟睡二时，不索食，不泄泻，饮五日，方知药味甘苦。既用通元二八丹与汤药间服一月，饮食调和，其病遂愈。

予用前药，众皆惊曰：久泻之病，饮下即出，六脉俱无，虚弱极矣，先生言六脉有余，而用黄连寒苦之物止泻，实吾辈所不知也。予曰：此乃亢极之病，火极似水，若以为虚弱而用补药，是抱薪救火矣。众曰：既云是火，则火能化物，今食物不化，何也？予曰：譬之铳炮，先已有药在内，遇火即时充出。书有曰胃中有热难停食，正合此也。果是虚弱之证，前已用过参、附等药数十斤而不愈耶？予以黄连四钱为君，以泻火热，用平胃散为脾胃之引，因此病火势甚烈，不可偏用苦寒之黄连，兼用苍、朴四味之温以缓治之，此所以用平胃而效也。

杨郡一少妇，年十九，禀赋怯弱。庚辰春，因患痿疾，卧榻年余，首不能举，形瘦如柴，发结若毡，起便皆赖人扶，一粒不尝者五月，日惟啖甘蔗汁而已。服滋阴降火药百贴，不效。有用人参一二钱者，辄喘胀不安，莫能措手。予诊其脉，六部俱软弱无力，知其脾困久矣，以补中益气汤加减治之，而人参更加倍焉，服二剂，遂进粥二盏，鸡蛋二枚。后以强筋健体之药调理数月，饮食步履如常，痿症悉除。

或问曰：诸人皆用滋阴降火，公独用补中益气，何不同如此也？予曰：痿因内脏不足，治在阳明，阳明者胃也，胃为五脏六腑之海，主润宗筋，宗筋主束骨而利机关。痿由阳明之虚而然，阳明胃土不能生金，则肺金热，不能荣养一身，脾虚则四肢不能为用。兹以人参为君，黄芪、白术等药为佐，皆健脾土之药也，土健则能生金，金坚而痿自愈矣。此东垣第一治法[1]也。又问：向用人参一二钱，便作喘胀，今倍用一二钱，又加以诸补气药，而不

---

① 东垣第一治法：李东垣认为"脾胃内伤，百病由生"，因称调理脾胃为"东垣第一治法"。

喘胀何也？予曰：五月不食，六脉甚弱，是邪气太盛，元气太衰，用些许参，犹一杯水救车薪之火，不惟不胜，而反为其所制，其喘胀也宜矣。予倍加参者，如以大军摧大敌，岂有不剿除者哉？

瑞昌王孙毅斋，年五十二，素乐酒色。癸酉九月初，夜起小解，忽倒地昏不知人，若中风状，目闭气粗，手足厥冷，身体强硬，牙关紧闭。诸医有以为中风者，有以为中气中痰者，用乌药顺气散等药，俱不效。又有作夹①阴治者，用附子理中汤，愈加痰响。五日后召予诊治，六脉沉细紧滑，愈按愈有力。其兄宏道问曰：此何病？予曰：寒湿相搏，痓②症也。痓属膀胱，当用羌活胜湿汤主之。先用稀涎散一匕，吐痰一二碗，昏愦即醒，遂进胜湿汤六剂，全愈。以八味丸调理一月，精气复常。

宏道曰：病无掉眩，知非中风，然与中气、中痰、夹阴三者观之，似亦无异，先生独以痓病名之？夫痓病缘寒湿而成，吾宗室之家，过于厚暖有之，寒湿何由而得？痓病何由而成？予曰：运气所为，体虚者得之。本年癸酉，戊癸化火，癸乃不及之火也。《经》曰：岁火不及，寒水侮之③。至季夏土气太旺，土为火子，子为母复仇，土来制水。七月八月主气是湿，客气是水，又从寒水之气，水

---

① 夹：原脱，据《续名医类案》卷三及本案文义补。
② 痓（chì 赤）：瘛疭。
③ 岁火……侮之：《素问·气交变大论》："岁火不及，寒乃大行。"

方得令，不伏土制，是以寒湿相搏，太阳气郁而不行，其症主脊背项强，卒难回顾，腰似折，项似拔，乃膀胱经痉病也。宏道曰：痉病缘寒湿而成，乌药顺气等药行气导痰去湿者也，附子理中汤去寒者也，诸人用二药俱不效，先生用胜湿汤而诸症顿除，何取效之速如是？予曰：识病之妙，贵在认得脉体形症；用药之妙，全在理会经络运气。脉证相应，药有引经，毋伐天和，必先岁气，何虑不速效耶？夫脉之六部俱沉细紧滑，沉属里，细为湿，紧为寒，中又有力而滑，此寒湿有余而相搏也。若虚脉之证，但紧细而不滑。诸医以为中风，风脉当浮，今脉不浮而沉，且无掉眩等症，岂是中风？以为中气中痰，痰气之脉不紧，今脉紧而体强直，亦非中气中痰。此政①痉病，诗云：强直反如弓，神昏似中风。痰流唇口动，瘛疭与痫同。今体强直坚硬，脉沉紧细而滑，非痉而何？前用乌药、附子理中汤，去寒不能去湿，去湿不能去寒，又不用引经药，何以取效？若胜湿汤，藁本、羌活乃太阳之主药，通利一身百节，防风、蔓荆能胜上下之湿，独活散少阴肾经之寒，寒湿既散，病有不瘳者乎？

　　石城王福歠之妃，癸酉六月受孕，偶患泄泻。府中有知医者，用淡渗之药止之，自后每月泄三五日。有作脾泄者，用参苓白术散之类，二三服亦止，然每月必泄五七次。至次

---

① 政：通"正"。《墨子·节葬下》孙诒让闲诂："政，正通。"

年三月生产后，连泄半月，日夜八九次，诸药不效，惊惶无措，召予治之。诊得两寸尺俱平和，惟两关洪大有力。予曰：此暑病也。以黄连香茹①饮治之，一剂减半，再剂全愈。惟肝脉未退，又用通元二八丹调理，半月后平复。

王曰：妃患泄近一载，诸医未有言暑者，公独言暑，何见也？予曰：见之于脉。两关浮而洪大有力，故知为暑泄也。王曰：《脉经》云风脉浮，暑脉虚②，今洪大有力，非虚也，何以断暑？予曰：暑伤气，初感即发，其邪在肺，皮肤卫气受病，故脉虚。自去年六月至今将十月矣，其邪自表入里，蕴畜③日久而暑热日深，故其脉洪大而有力。王曰：暑病固矣，公断非产后之病，又何见也？予曰：产脉见于尺寸，尺寸既平，于产何干？况病患于未产前，非产病益明矣。王曰：诸医用药，止效一时而不能除根，何也？予曰：诸医有分利者，有补养者，各执己见，未得其源也，其源在暑，若用暑药，有不除根者哉？

王孙章湖，壮年，戊寅七月间秋收忙迫，饥食二鸡子，酒数杯，时因恼怒，至暮风雨大作，又当风沐浴，夜半身热寒战，腰背脊强，胸满腹痛。一医用五积散发汗，

① 香茹：香薷。
② 风脉……脉虚：《脉经》未见此文，按《圣济总录》卷二十一有"凡此六经受病，五邪脉证各不同，伤风者必恶风，其脉浮缓，伤寒者必恶寒，其脉浮紧，以至伤暑脉虚，伤湿脉濡，人迎紧盛为伤寒，气口紧盛为伤食，诊得五邪，知其本也"语，或本于此。
③ 畜：同"蓄"。《周易·序卦》："比必有所畜。"陆德明释文："畜，本亦作'蓄'。"

身凉战止，惟头额肚腹大热，又服柴苓汤半月，不愈。大便虽去不去，每出些许，即时作痛，又用大黄下三五行，病仍不减，反加胃寒吐逆，饮食入口即吐，吐时头汗如雨，至颈而还，四肢或厥冷或发热，大便一日二三次，小便如常，饮食不进者四十余日，亦不知饥，形瘦日甚。其父洪山殿下召予诊治，左手三部俱平和无恙，惟大肠与脾胃脉俱沉紧，按之则大，时一结，坚牢有力，推之不动，按之不移。予曰：此气裹食积也，下之则愈。先以紫霜丸二十一粒温水送下，二时不动，又进七丸，约人行三五里，腹始鸣，下如血饼者五六块、血水五七升，随腹饥索食，以清米饮姜汁炒盐少许，一二杯与之，神气顿生。次早复诊，右寸关脉豁然如左，以平胃合二陈汤，日服一剂，后用补中益气汤加麦冬、砂仁，侵晨①服六味地黄丸调理，不一月全愈。

洪山曰：吾儿之病，外感内伤兼有，前医用汗药已愈，但胸腹痛甚，及下后反增胃寒，见食即吐，粒米久不下，惟啜清酒米饮，是下非所宜矣，先生复下之而愈，何也？予曰：有见于脉耳。左手三部和平，是无外症，右手寸关沉紧而结，坚牢不动不移，《脉诀》云：下手脉沉，便知是气②。沉而有力者为积，沉紧为寒为痛。自脉断之，阳明经当有坚积也。书又云：食积发热，夜热昼凉。头额

---

① 侵晨：天将亮。侵，临近。
② 下手……是气：语出《崔氏脉诀》。

肚腹最甚，胃中积热，蒸蒸头汗至颈而还。自外症观之，阳明有积甚明矣。洪山曰：先生论积固当，前医用小承气汤下之，不惟不能去积，而反加胸闷不食，何也？予曰：殿下先因气裹饮食，后复外感风寒，当日若用香苏散一剂，有紫苏叶散去表寒，有香附、陈皮内行气滞，表解食消，岂不两全？乃用五积散，虽有麻黄散寒，而当归等药又补住食积，故胸腹愈痛。至于大小承气，尤为未当，小承气去胃中之邪热，大承气去阳明之燥粪，今殿下非邪热燥粪，盖邪热燥粪乃寒邪自表入里，积热之毒搏结阳明，大肠中原有之粪成块成燥，必遇大黄之寒而邪热始散，得朴硝之咸而坚积始熔，此大小承气汤之主治也。若殿下乃有形之物自外得之者，且鸡蛋性冷而滞，食时遇恼，为气所裹，又加以沐浴受寒，气与食在内，寒邪在外，包裹坚固，其势有不易消者。夫欲解散寒邪，消化食积，非温热之药不可，食得热则行，得冷则凝。今不用温热，而反以寒凉治之，则寒势愈滋，食积愈坚，胸膈愈满矣。紫霜丸有巴霜之大热以化寒凝，杏仁之辛热以破痰气，代赭石、赤石脂之重坠以镇定脏腑真气，兼之巴霜之性走而不守，何虑坚不化，积不除？坚积去则饮食自进，元气复而病自痊矣。

方十一首

四 神 散

香附一钱　乌药一钱　苏梗五分　甘草三分　抚芎三分
白芷五分

加当归二分，白术三分，神曲三分。

水煎服。

壮真五和丸

香附醋炒，二两　乌药一两　汉防己五钱　归身二两　白
芍酒炒，二两　熟地酒煮烂，四两　续断四两　甘草五钱　秦艽
一两　藿香一两　白茯苓一两　山药二两　砂仁五钱

蜜丸服。

栀 子 汤

山栀仁姜汁浸一宿，晒干炒黑色

研极细末，用人参二分，麦冬一钱，乌梅二个，冲汤调
栀仁末二茶匙服。

顺气养荣汤

当归八分　南芎六分　生地一钱二分　白芍酒炒，一钱　陈

皮六分　甘草五分　香附醋炒，一钱　乌药五分　山栀姜汁炒黑，
五分　苏梗五分　黄芩酒炒，八分　枳壳五分　青皮五分

因大便燥结，加黄芩、枳壳，白水煎服。

滋 肾 饮

厚黄柏三钱　青盐一钱　升麻一钱

水五碗，煎汤，频频漱之咽下。

畅卫舒中汤

香附醋炒，八分　苏梗五分　苍术泔浸，八分　贝母八分
连翘去心，五分　抚芎六分　神曲炒，一钱　沙参一钱　桔梗四
分　南木香半分

大剂煎，徐徐呷之。

加减补中益气汤

人参一钱　黄芪八分　归身八分　陈皮六分　白术八分
甘草五分　泽泻六分　黄柏五分　牡丹皮六分

水煎服。

越 鞠 汤

香附醋炒，一钱　苏梗六分　连翘六分　苍术八分　神曲一
钱　甘草三分　桔梗四分　黄芩八分　枳壳五分　山栀六分　抚
芎六分

水煎服。

畅 中 汤

香附八分　苍术一钱　神曲三钱五分　抚芎七分　黄芩八分
枳壳三分　苏梗五分　甘草三分　姜一片　枣二枚
水煎服。

畅卫豁痰汤

苏梗四分　桔梗四分　香附五分　连翘三分　前胡六分
抚芎六分　赤芍六分　贝母五分　苍术四分
水煎服。

和中畅卫汤

苏梗五分　香附醋炒，一钱　抚芎八分　桔梗六分　苍术八
分　神曲一钱，炒　贝母八分　砂仁研碎，三分　连翘去子尖，
六分　姜三片
水煎服。

后　记①

　　易思兰先生医按十六则②，从莫逸渔得之，藏笥③中十余年。偶检帙④再读，耳目为之一新。念世流拘守规绳，不识变通，纵有饶出一奇，不过久寒用热、久热用寒、久泻用补、久补用泻四法而已，虽然暂快一时，为害弥深。宁似先生真际理谛，精详缜密，据脉以求因，不随症转，循因而独断，彻见理原，真有纲维在手，超乎世法者矣，读之可以开人心眼。特授诸梓，以公同好，时丁巳长至后也，连丧速贫，卖李成画卷，刻附《医按种子》之末。

钱塘卢复⑤稽首记

----

　　① 后记：原无，据落款题识补。
　　② 十六则：按原文实为十八则。
　　③ 笥（sì 四）：盛东西的方形竹器。
　　④ 帙（zhì 至）：包书画的布套。
　　⑤ 卢复：明代医家，字不远，号芷园，钱塘（今浙江杭州）人，著有《医按种子》。

跋①

　　古人所作医案，审因辨证，察脉定方，咸有精义，若夫分析疑似，直指疾之所由生与其所传变，而历历若洞见脏腑虚实，则易思兰自纪十八案尤为明畅。先哲谓读之可以开人心眼，岂过誉哉？又尝读沈宜民之论，谓《易氏医案》大概以天之六淫合人身之六郁而成病，故其要法以开郁为先务，而补益后焉。其用药以川芎、神曲、香附、苍术、苏梗、枳壳、桔梗、甘草八味为枢要。如所定四神散、畅卫舒中、顺气养荣诸汤剂，虽加减各殊，而大要本之古越鞠一方，以此知古人用药各从一门悟入，不拘牵昔人成法云云。此条议论，能抉昔人未明言之义而显示之，以为后学金针，所益殊不浅，因节录其语记焉。

乾隆乙酉②正月十九日乙丑胥山王琦③跋

---

①　跋：原无，据落款题识补。

②　乾隆乙酉：公元 1765 年。

③　王琦：清代医家，字载韩，号琢崖，晚号胥山老人，辑宋元明清医书十二种编成《医林指月》，另有《慎斋遗书》。

校注后记

一、作者简介

本书原著者为明代医家易大艮（1510－1590），字思兰，江西抚州人。易氏临床经验丰富，惜著述不多。据该书后记所载，1677年，钱塘人卢复从莫逸渔处得其医案16则，附刻于卢氏《医按种子》一书之末。清代医家王琦（1696—1774）于1765年刻成《医林指月》丛书，共辑宋元明清时医著12种，其中包括《易氏医按》，收录医案18则。1770年，魏之琇编纂《续名医类案》，将其18则医案全部收入。

二、版本简介及校本选择

据《中国中医古籍总目》，《易氏医按》现存版本中最早者为清乾隆三十年（1765）宝笏楼刻《医林指月》本，中国国家图书馆、吉林省图书馆等单位有藏。吉林省图书馆另有清刻本一种。清光绪二十二年（1896）上海图书集成印书局印行有铅印本，中国中医科学院图书馆、四川大学医学图书馆有藏。《中国中医古籍总目》尚著录有抄本四种，分藏于北京、上海、成都等中医药大学图书馆，情况未详。清末佚名辑《味因丛书》，收《易氏医案》《旅舍备要方》等四种，为抄本。

本次校注，以清乾隆三十年（1765）宝笏楼刻《医林指月》本（甲）第五册《易氏医按》为底本，字迹清晰，内容完整；以清光绪二十二年（1896）上海图书集成印书局铅印本为主校本；以《续名医类案》所收《易氏医按》为参校本。

三、内容简介及学术价值

1. 内容简介

本书收载易氏所治18则医案，主要为内伤杂病及妇科疾病，案末附有自制经验方11首。

医案包括吐水、寒热、崩漏、肺火、齿病、膈满、身热烦渴、寒热、便秘、痢疾、积血、气郁、积血、泄泻、痿疾、痉（痓）病、暑病、食积等18则。

自制经验方11首：四神散、壮真五和丸、栀子汤、顺气养荣汤、滋肾饮、畅卫舒中汤、加减补中益气汤、越鞠汤、畅中汤、畅卫豁痰汤、和中畅卫汤。

2. 学术价值

每个案例先列病证、前医治疗思路、易氏治疗经过，再以问答的形式分析脉理、病证、用药依据，体现作者高超的辨证水平、精湛的医技，极具临床参考价值，在历代医案著作中有重要地位。

四、学术思想研究

易氏治病经验丰富，思维独到，认为"治病贵先识病性"，每证必据脉求因，审因辨证，推究传变，定方用药。

治法多以开郁为先，补益随后。其开郁以古方"越鞠汤"为基础加减变通，所创经验方收到奇效。其辨证重视脉象，据脉求因，推究传变，参合天地、岁气，环环相扣，结合前人理论，提出气郁为发病主因，指出："人之一身，有气有血，气血调和，百病不生，一有拂郁，诸病生焉。"易氏医案辨证条分缕析，脏腑五行生克，自然界季节气候异同均考虑周到，因此能够认清病变根本，处方用药精到。理论上不拘泥于前人之说，多有创新，为后世临床家所推崇。易氏临证辨治的特点体现在以下几个方面：

1. 诊脉技艺高超，脉象分析独到

对左右寸关尺每个部位脉体、脉形用心体会、细致分析，体现了深厚的诊脉功夫，多次引用前人脉学著作，贴切地将理论联系实际。并且在诊脉时考虑到各个脏腑之间的生克关系、患者体质、天气季节等因素，抽丝剥茧，直达病证实质。并且辨别出特殊脉象"伏匿脉"，如治妇人产后吐清水，众人皆以为寒证，易氏以伏匿脉辨出其为"阳匿于下，亢之极也"，应用三黄汤取效。其对脉象的分析方法，非常值得我们中医临床医生学习。

2. 重视气血在人体发病中的作用

易氏指出："人之一身，有气有血，气血调和，百病不生，一有拂郁，诸病生焉。"还提出"气有一息不运，则血有一息不行"。在临床中特别重视气血的相互关系和作用，透过现象看本质，总结了不同疾病同为气郁的机理，推崇古人"越鞠汤"，并在此基础上创立"四神汤""畅卫舒中汤""畅卫豁痰汤"及"和中畅卫汤"等。治疗中开郁为先，补益随后，行气不伤正，补益不碍邪。如治妇人崩漏，不拘泥于血虚、血热等，根据脉象、病证辨为气郁，用"四神汤"取效。治肺火证，不专泻火，辨证为气郁化火，"气有余即是火"，调气则火邪自退。另如畅卫舒中汤治"膈满"，越鞠汤治"便秘"，畅中汤治"痢疾"，畅卫豁痰汤治"积血"等，无不体现易氏重视气机的重要性，打开了辨证思路。

3. 熟练运用五运六气、季节变化、每日时辰及脏腑生克制化关系分析病证，采取不同治法，取得意料不到的疗效

他说："识病之妙，贵在认得脉体、形证，用药之妙，全在理会经络、运气。"如"痉证"一案，众以为中风、中痰，用药不效，易氏从当年运气推导"岁火不及，寒水侮之"，主气为湿，故寒湿相搏发为痉证。另如"积血"一证，春季用越法，气上则血随之而升，自然越出而安；冬季天气收藏，不可轻伐天和，防止耗伤正气，应以疏导经络，逐血下行，再调和营卫。再如治疗"崩漏"，正值秋季，金气当令，但是根据肺脉和肝脉异常分析为肺金克木，肝气郁结，从而获效。

4. 透过现象看本质，不为假象迷惑

区分真假之证，治疗不拘于成法。如治产后吐清水，

看似寒证，但仔细分析脉象及症状，辨为"热极似水"之"真热假寒证"，以三黄汤取效。再如"积血"，表现为腹痛、吐血，看似实证，而脾脉涩，肺脉大，"土不生金"，实质为脾气虚，"真虚假实"，以补益中气取效。

5. 用药特点突出

易氏用药精炼，药味不多，非常贴切，变化灵活，不拘一格。如将名方"补中益气汤"予以化裁，治疗寒热病，乃气虚肾经有热，故减去柴胡、升麻，加黄柏、丹皮、泽泻。灵活运用越鞠汤加减，多用香附、苏梗、桔梗、当归、抚芎、苍术、神曲、枳壳等行气开郁、活血通络，体现了独特的用药特点。

以上充分体现了易氏临证经验丰富，中医基本理论精湛、知识渊博，诊病用心细致的精神，值得后世医家学习体会。

总 书 目

医　　经

内经博议

内经提要

内经精要

医经津渡

素灵微蕴

难经直解

内经评文灵枢

内经评文素问

内经素问校证

灵素节要浅注

素问灵枢类纂约注

清儒《内经》校记五种

勿听子俗解八十一难经

黄帝内经素问详注直讲全集

基础理论

运气商

运气易览

医学寻源

医学阶梯

医学辨正

病机纂要

脏腑性鉴

校注病机赋

内经运气病释

松菊堂医学溯源

脏腑证治图说人镜经

脏腑图说症治合璧

伤寒金匮

伤寒考

伤寒大白

伤寒分经

伤寒正宗

伤寒寻源

伤寒折衷

伤寒经注

伤寒指归

伤寒指掌

伤寒选录

伤寒绪论

伤寒源流

伤寒撮要

伤寒缵论

医宗承启

桑韩笔语

伤寒正医录

伤寒全生集

伤寒论证辨

伤寒论纲目

伤寒论直解

I

本　草